Extrait de la Revue Internationale du Commerce, de l'Industrie et de la Banque

LES
SOURDS-MUETS
EN FRANCE

(Étude de leur condition depuis l'abbé de l'Épée jusqu'à nos jours)

PAR

Mⁱˡᵉ Sophie BUISSON

PARIS

LIBRAIRIE GUILLAUMIN ET Cⁱᵉ

14, RUE RICHELIEU, 14

—

MDCCCCIII

LES SOURDS-MUETS EN FRANCE

DEPUIS L'ABBÉ DE L'ÉPÉE JUSQU'A NOS JOURS

Il n'a pas fallu moins de dix-huit siècles de civilisation pour produire l'abbé Michel de l'Epée, c'est-à-dire un philosophe de bonne naissance qui, au lieu de s'abandonner aux mondanités de son siècle et de la Cour de Louis XV où il avait de hautes protections, préféra se livrer à la recherche de l'âme chez le sourd-muet. Car on en était là vers 1760 : le sourd-muet était traité comme un être d'une infériorité rebutante et, l'âme lui étant déniée, il ne s'agissait pour sa famille que de le cacher, sinon de le détruire. L'abbé de l'Epée, ayant cherché cette parcelle divine et l'ayant trouvée, consacra toute sa vie au combat suprême de la réhabilitation du sourd-muet ; il réussit et connut de son vivant une gloire que lui eût enviée saint Augustin, si implacable dans son jugement sur le triste silencieux !

Des paroles d'admiration, définitives par leur exacte psychologie, ont été dites sur l'abbé de l'Epée par M. Ad. Franck, membre de l'Institut, dans une conférence sur l'objet de laquelle nous aurons à revenir et nous ne saurions mieux faire que de les citer :

« En quoi donc consiste la supériorité de l'abbé de
« l'Epée sur ses devanciers et ses émules ? Elle est due
« sans doute en partie aux principes philosophiques, j'ose-
« rais presque dire aux principes libéraux de sa méthode,
« quoique les conséquences qu'il en a tirées soient souvent
« très contestables ; mais il faut la chercher surtout dans
« les qualités incomparables de sa belle âme : il était doué
« d'une charité ardente, infatigable, sans bornes, que

« soutenait une piété profonde à la fois et indépendante.
« Tous ces dons réunis ont fait de lui non seulement l'ins-
« tituteur, mais le père, l'apôtre, on pourrait presque dire
« le rédempteur des sourds-muets. Il a consacré sa fortune
« et sa vie à les relever, à les défendre, à les éclairer, à
« rendre à Dieu et à la Société, à leur rendre à eux-mêmes
« leurs âmes captives ; il aurait, sans hésiter, pour la même
« cause donné son sang. Il a combattu avec énergie tous
« les préjugés, ceux des théologiens comme ceux des
« philosophes, qui tendaient à les placer en dehors ou au-
« dessous de l'humanité. Humble par lui-même, poussant
« l'humilité jusqu'à ses dernières limites, jusqu'à accepter
« sans murmures des outrages publics dans la maison
« de Dieu, il était fier de voir accourir dans son école
« des magistrats, des ambassadeurs, des souverains
« comme Joseph II. Il provoquait les visites par l'appa-
« reil qu'il donnait à son enseignement. Il faisait appel
« aux imitateurs. Il n'aurait pas demandé mieux que de
« voir ses livres, ses procédés mis au pillage. Parmi les
« affligés dont il était entouré, ceux qui l'intéressaient le
« plus c'étaient les pauvres. « Les riches, disait-il, ne
« viennent chez moi que par tolérance ; ce n'est pas à eux
« que je me suis consacré, c'est aux pauvres. Sans les
« pauvres, je n'aurais jamais entrepris l'éducation des
« sourds-muets. »

Voilà le mot de charité sublime que nous ne trouvons
que dans la bouche d'un Français. L'Espagne, l'Italie,
l'Allemagne ont pu avoir des méthodes meilleures, des
professeurs célèbres avant les nôtres, aucun ne s'est livré
corps et âme aux sourds-muets pauvres comme l'a fai.
l'abbé de l'Epée ; sa récompense fut immédiate, les jeunes,
les vieux, tous vinrent recevoir son enseignement. Chacun
apprenait, comprenait et se faisait comprendre ; tous ces
infirmes passaient de la vie animale à la vie surna-
turelle de l'intelligence et de l'âme ; et, comme le remarque judicieusement Maxime Du Camp, dans son article sur
« l'enseignement exceptionnel », (*Revue des Deux-Mondes*,
1873):

« L'effort même que l'infirme est obligé de faire pour
« échapper aux conséquences de son infirmité est une
« preuve péremptoire de l'acuité de son intelligence. »

Donc, cette preuve de l'intellectualité du sourd-muet que
l'on ne supposait possible, au xviiie siècle, que par l'inter-
vention d'un miracle, la foi et la charité de l'abbé de
l'Epée l'ont obtenue. Aussi sa renommée, emportée sur
des ailes invisibles, passa par-dessus la France inattentive
et alla frapper d'admiration les souverains étrangers ; ils
s'émurent en leur qualité de « philosophes », — c'est le mot
de l'époque, et il nous avertit qu'un changement s'est fait
dans le cœur des grands devant les misères du peuple, sa
faiblesse, sa pauvreté, ses maladies.

Joseph II d'Autriche, en venant voir l'abbé de l'Epée,
dans sa modeste école de la rue des Moulins, le signala
à la Cour, c'était dire à la France entière. Marie-Antoi-
nette et Louis XVI, compatissants et charitables, assurèrent l'avenir de l'enseignement des sourds-muets, par arrêt
du Conseil de 1785.

Joseph II, malgré ses efforts, n'ayant pu détacher de la
France, l'abbé de l'Epée, lui envoya un disciple, directeur
futur de l'école à créer ; la grande Catherine, elle aussi,
fonda une école sous sa direction. Vienne et Saint-Péters-
bourg s'allièrent les premières avec la France, dans cette
grande œuvre de régénération. C'est même en souvenir
de ce passé, que le directeur actuel de l'école de Péters-
bourg est venu assister au Congrès des sourds-muets,
pendant l'Exposition de 1900.

M. d'Ostrogradsky, pour la première fois, parlait français en public ; son émotion était grande ; il fut bref, et
rappela simplement que l'impératrice, fondatrice de la
maison d'éducation qu'il dirigeait, avait été en correspon-
dance avec l'abbé de l'Epée et l'abbé Sicard. C'était un
titre de gloire qu'il revendiquait pour l'illustre souve-
raine.

A la suite de ces deux puissances, l'Europe se mit en
marche vers l'abbé de l'Epée. De Rome, de Zurich, d'Espagne, de Hollande, d'Allemagne, les disciples accouru-

rent ; de Bordeaux, l'abbé Sicard vint auprès du maître vénéré ; son nom est à retenir, car après la mort de l'abbé de l'Epée, survenue en 178⁰, c'est lui qui continua son œuvre, que la Convention, d'ailleurs, soutenait des deniers du pays.

L'abbé Sicard prit à Paris en avril 1790 la direction de l'école des sourds-muets ; ses élèves furent innombrables ; ils se répandirent à travers l'Europe et la fameuse école de Zurich procéda directement de l'abbé de l'Epée et de l'abbé Sicard en conservant l'enseignement par la parole et en *démutisant* le sourd-muet, alors qu'en France, à Paris surtout, on se renfermait dans les signes sous le même prétexte de fidélité à la méthode de l'illustre maître.

En quittant Bordeaux, l'abbé Sicard laissa l'établissement qu'il avait fondé entre les mains de Saint-Sernin dont le dévouement lui était connu et, en effet, jusqu'à ce que cette école fût décrétée pension de l'Etat, elle vécut surtout de la fortune personnelle de Saint-Sernin. En 1804, les professeurs de cette école étaient tous sourds-muets puisque l'enseignement était celui des signes. Mais pour l'infirmerie et la lingerie le nouveau directeur installa des sœurs de la Charité de Nevers que, en 1903, nous retrouvons toujours à la même place et promues au grade de professeurs; soit un bail de quatre-vingt-dix-neuf ans, le chiffre rêvé par tout bon propriétaire ! Quand, trente ans plus tard, les vieux professeurs eurent été dispersés par l'âge, la maladie ou la mort, les difficultés d'un enseignement stable surgirent et se multiplièrent. Valade Gabel, directeur, eut alors l'idée de former des religieuses pour l'enseignement des sourds-muets; la maison mère de la Charité de Nevers lui en fournit la possibilité et, parmi les religieuses affectées au professorat, mère Eléonore et mère Nathalie se trouvèrent extraordinairement douées pour leur nouveau rôle. La maison de Bordeaux reçut sous cette triple impulsion de Valade Gabel, de mère Eléonore et de mère Nathalie une valeur et une solidité qui la placèrent à un degré de renommée où elle s'est toujours maintenue.

Si importants que soient les foyers de Paris et de Bordeaux, toute l'histoire des sourds-muets en France ne gravite pas autour d'eux ; c'est à l'initiative privée, à sa bienfaisance et à ses largesses que l'on doit les soixante-dix écoles fonctionnant à l'heure actuelle. Les dévouements des congrégations religieuses purent s'ajouter aux dévouements laïques ; car ainsi que le constatait encore en 1840 le baron de Gérando dans son discours de distribution de prix à l'Institut royal des sourds-muets de Paris :

« On ne soupçonne pas le nombre des sourds-muets de
« naissance qui existent avant qu'on se soit occupé de créer
« pour eux des établissements d'éducation. Lorsque ces
« établissements se forment, on est étonné de leur nombre,
« on croit les voir surgir de toutes parts. C'est que, placés
« auparavant hors de la société, les sourds-muets étaient
« considérés comme des êtres nuls, en quelque sorte n'exis-
« tant pas ; ils étaient négligés, dédaignés comme des
« êtres inutiles ; lorsqu'au contraire l'espoir de les rendre
« à la vie sociale par l'éducation se fait sentir, les infor-
« tunés attirent enfin l'attention et l'intérêt ; ils apparais-
« sent dès que le salut leur est offert ; ils entrent en ligne
« de compte dès qu'ils peuvent naître pour la communauté
« humaine. »

Ces paroles, avons-nous dit plus haut, furent prononcées le jour de la distribution des prix de l'Institut royal de France par le baron de Gérando, pair de France, grand officier de la Légion d'honneur, en faveur de ces mêmes sourds-muets dont il était ainsi parlé en 1790, le 24 août, dans le premier décret que la Convention rendit à leur égard :

« L'Assemblée nationale renvoie la pétition des sourds-
« muets à son comité de mendicité pour lui en être inces-
« samment rendu compte et autorise le comité de men-
« dicité à conférer avec les autres comités de l'Assemblée
« dont la participation serait nécessaire pour améliorer
« et consolider le sort de cet établissement auquel l'Assem-
« blée a accordé son intérêt et sa protection. » (Rendu à la
suite d'une députation de sourds-muets, présentée par le

sieur abbé Sicard, instituteur royal de cet établissement)
(Watteville).

Revenant aux paroles prononcées par le baron de
Gérando, on constate en effet, que les petites écoles se
formèrent toutes seules, ou tout au moins sans prémédi-
tation de la part de leurs fondateurs : un professeur, un
prêtre, une vieille fille, s'intéresse à un voisin, à un parent
sourd-muet, le prend à ses côtés ; il fait de son mieux
pour l'instruire ; aussitôt le fait est connu, et les parents
ayant un sourd-muet s'adressent à ce dévouement pour en
faire profiter leur enfant.

Il fut un moment où de tous côtés se trouvaient ainsi
de petites écoles de trois à six sourds-muets garçons et
filles, tandis que dans les grandes villes, à Marseille, à
Caen, à Soissons, à Laval, à Larnay, à Auray, se fondè-
rent tout de suite et pour ainsi dire d'un seul jet des établissements d'une solidité que le temps n'a fait qu'affermir.
D'ailleurs, il est certain que, dans les débuts, toute éducation était excellente pour le sourd-muet : s'intéresser à
lui, s'occuper de lui avec suite, intelligence et esprit d'ob-
servation, c'était créer les documents qui aideraient un jour
au choix de la méthode et des procédés à employer de pré-
férence pour cette instruction où véritablement tout était à
créer. Malheureusement, dès qu'il s'agit de s'entendre, la
confusion n'est pas loin et Babel n'est pas démolie ;
bientôt les signes, la mimique eurent des partisans
farouches tandis que déjà la parole voulait régner en
maîtresse et réclamait ses droits avec toute la force du
Verbe. Elle devait l'emporter. Mais la lutte a duré quatre-
vingts ans.

Il est, du reste, digne de remarque que tous les hommes
illustres qui se sont intéressés à l'enseignement du sourd-
muet et qui n'ont émis leur avis qu'après avoir étudié
eux-mêmes la question en toute conscience, ont été
pour l'enseignement de la parole ; parce qu'en principe
l'homme étant organisé pour parler, c'était la voix qu'il
fallait essayer de rendre aux sourds-muets dont les cordes
vocales sont intactes.

Le Dr Itard, 1800-1838, et le baron de Gérando, 1814-1842, contemporains, ont associé leur nom et leur vie, l'un comme médecin, l'autre comme savant et philanthrope, à cette question obscure de l'enseignement du sourd-muet. Tous deux ont laissé des travaux qui, pour être d'un ordre différent, n'en sont pas moins des monuments historiques et toujours utiles à consulter.

Le Dr Itard afin que cette « *parole* », chassée de l'enseignement officiel de Paris, comme malfaisante pour le sourd-muet, eût cependant un inexpugnable sanctuaire, fonda, dans cette même maison si réfractaire de la rue Saint-Jacques, un cours où elle devait être enseignée à quelques privilégiés. Le baron de Gérando, entre autres travaux, écrivit vers 1827, le fameux *Essai sur l'Education du sourd-muet de naissance*, dont l'admirable psychologie peut aider encore de nos jours et pourra aider longtemps encore à déchiffrer l'énigme de ce sphinx.

Les écoles, les livres, les méthodes, les procédés, devenant sans cesse plus nombreux, et la lumière se diffusant, le baron de Gérando, président du conseil d'administration de l'Institut royal de la rue Saint-Jacques, pensa qu'il était temps de procéder à une sélection ; qu'il fallait coordonner les travaux et les recherches de l'Europe entière pour régler les études des institutions de France et pour créer à Paris un centre de professeurs particulièrement éclairés.

Il importait pour cela de les mettre en rapports constants, en communications directes avec les progrès divers et toujours croissants du monde entier.

Ce fut donc sur son initiative que, par ordre du Ministre de Charles X, l'Institut de la rue Saint-Jacques fut autorisé à envoyer une première circulaire aux instituteurs des sourds-muets de l'Europe et de l'Amérique (1827).

Il y fut largement répondu ; la deuxième circulaire, qui parut en 1829, donna des comptes rendus importants sur les procédés spéciaux aux différentes nations. En dehors de l'enseignement de la langue, les Institutions organisèrent et possédèrent des ateliers de tailleurs, cordonniers, papetiers, tisserands, tourneurs, pour les hommes, de couseuses, brodeuses, repasseuses pour les femmes.

Le roi de Danemark favorisa spécialement les ouvriers sourds-muets en édictant pour eux des ordonnances qui leur permettraient de gagner leur vie honorablement et d'une manière indépendante. C'est à Lyon, en 1826, qu'eut lieu la première tentative industrielle d'assistance par le travail aux sourds-muets indigents. L'Œuvre ne vécut pas longtemps; tel fut aussi, en 1829, le sort de l'ouvoir pour femmes sourdes-muettes qu'essaya de créer un groupe de dames du monde, ayant à leur tête les princesses royales.

La troisième et dernière circulaire de cette période qui parut en 1832 constata avec orgueil que, grâce à l'impulsion partie de tous les rangs de la société, venue de tous les cœurs et de toutes les intelligences, la cause du sourd-muet était définitivement gagnée. Dans l'espace de quatre ans, depuis la circulaire de 1829, quarante institutions nouvelles avaient été créées à travers l'Europe et l'Amérique, ce qui portait leur nombre à 128.

Dès cette époque, l'Amérique a un professeur : Gallandeb dont le nom portera bonheur aux sourds-muets de ce pays tandis qu'en Asie une première institution est fondée à Calcutta au prix de difficultés extrêmes.

Ce fut dans cette troisième circulaire que les procédés de l'école de Zurich furent longuement développés et admirés par les rapporteurs qui n'étaient autres que Mlle Morel, secrétaire de M. de Gérando, et M. Désiré Ordinaire, membre de la grande famille de Besançon, alors recteur de l'académie de Strasbourg, car celui-ci avait été conquis par M. de Gérando à la cause des sourds-muets et de leur enseignement.

Aussi ayant été en 1830 libéré de tous ses devoirs envers l'Université, il fut nommé en 1831 directeur de l'Institut royal des sourds-muets de la rue Saint-Jacques; et, pendant sept ans, il y dévoua son cœur, son intelligence et sa fortune.

Si rapides que soient ces notes et si techniques que nous essayions de les donner, nous n'écrivons pas ici l'histori que d'une maison, mais celle des sourds-muets en France et, si nous signalons particulièrement Désiré Ordinaire à l'attention du lecteur, c'est parce qu'il fut comme le martyr de cette nouvelle religion, de cette nouvelle science pour laquelle, malgré son grand âge, ses hautes facultés le mettaient en avance d'un demi-siècle. Il lutta vivement afin que la parole fût donnée aux sourds-muets. L'Etat en fut pour ses frais de voyage à travers l'Europe où il avait envoyé une Commission d'Etudes, M. de Gérando pour sa peine et pour son programme d'enseignement, Désiré Ordinaire pour son désir passionné de faire progresser l'école de la rue Saint-Jacques.

Ces Messieurs du corps enseignant furent un mur sourd et muet. Ils restèrent dans leurs signes, dans leur routine et dans leur ignorance.

Cependant Désiré Ordinaire laissa après lui trois disciples fervents de sa méthode : Vaïsse, Valade Gabel et Morel.

Valade Gabel et Morel devinrent directeur de l'Institut de Bordeaux ; Vaïsse directeur de l'Institut de Paris. Si les disciples fidèles ne purent faire triompher « *la parole* », tout au moins eurent-ils l'honneur de propager la « *méthode intuitive* » et « *l'enseignement maternel* », ainsi que l'avait compris et les y avait initiés, Désiré Ordinaire ; ils réussirent dans ce changement de direction en poursuivant simplement mais avec une intelligence tenace et une patience résolue, la réforme des procédés d'enseignement alors en usage, réforme partielle et cependant immense, pour laquelle, nous le répétons, s'était usée, aussi bien que pour « la parole », la grande intelligence de Désiré Ordinaire. Les circulaires que l'Institution de la rue Saint-Jacques continue à envoyer en élargissant toujours le cercle des correspondances, n'amènent cependant aucun élément nouveau, aucune méthode définitive ; c'est le *statu quo*.

Du reste la période dans laquelle nous entrons, 1838-1860, est une période de fondations ou d'installations définitives pour les grands instituts de France. L'abbé Garnier,

fondateur de l'école de Lamballe, vient à Paris se forti-
fier dans l'enseignement et se perfectionner dans la
méthode. A Nancy, sous la direction de M. Birouse, l'école
de Saint-Gauzelin produit des résultats admirables. L'enseignement y est éclairé; un classement est organisé des
enfants sourds-muets et des enfants arriérés; l'instruction
est donnée à chacun suivant ses facultés et son état céré-
bral. La réputation du Bon Sauveur de Caen passe les
mers et des Canadiennes y viennent chercher, sous un cli-
mat plus doux que le leur, les bienfaits d'une instruction
mise à leur portée.

A Lyon, l'école fondée en 1824 par M. Combery prend
tout à coup une importance digne de remarque : elle a
pour directeur M. Forestier, sourd-muet, dont Désiré
Ordinaire s'est particulièrement occupé. Grâce à l'appui
de M. de Jussieu, Poitiers a une école qui devient bientôt
célèbre par la générosité de M. de Larnay et par l'habile
enseignement que les sœurs de la Sagesse y introduisent
et y maintiennent.

A Marseille, M. Guès prend la succession de M. Ber-
nard ; très aimé des sourds-muets et très actif, le nouveau
directeur fait prospérer son œuvre ; plusieurs prêtres s'y
intéressent, entre autres M. Maistre, curé de Saint-Michel,
M. Lagorio, archiprêtre de la cathédrale, l'abbé Fissiau,
etc.

Nous voyons à Toulouse, l'abbé Chazotte, installer les
frères de Saint-Gabriel voués tout spécialement à l'éducation du sourd-muet et approuvés par le gouvernement,
et cet établissement se place au premier rang des écoles de
France par l'incontestable supériorité de ses résultats. Se
maintenant au niveau de toutes ces renommées, la maison
de Bordeaux grandit dans son enseignement et dans sa
réputation. A Valade Gabel, à mère Eléonore et à mère
Nathalie en demeure la gloire.

Enfin nous ne pouvons les nommer toutes, ces écoles,
grandes ou petites, encore debout ou qui ne firent que
passer ; car elles couvrirent la France avec une rapidité
vraiment miraculeuse.

Aussi l'enseignement étant désormais une conquête assurée, voilà que se forme la première « assistance aux sourds-muets » Les fondateurs MM. Berthier, Dufaure, le Dr Blanchet assurèrent sa vitalité en y associant à titre de membres protecteurs les plus grands noms de France ; les comtesses de Champagny, du Châtel, Swetchine, de Rémusat, de Gérando, de la Bouillerie, la princesse Czartoriska, la marquise de Bassano, la princesse de Talleyrand comptèrent parmi les adhérentes. L'argent fut tout de suite trouvé pour secourir le sourd-muet malade, lui procurer du travail, etc. Ce fut en faveur de cette œuvre toujours existante mais, peut-être moins à la mode, qu'en 1879 M. Franck prononça au théâtre du Châtelet le beau discours dont nous avons cité au début de cette étude un paragraphe concernant l'abbé de l'Epée.

En 1859, sous le ministère du duc de Padoue, Bordeaux et Paris font l'échange de leurs élèves. Bordeaux n'aura plus que les sourdes-muettes et Paris les sourds-muets. En 1861, le baron de Watteville fait paraître son intéressante statistique sur le nombre des sourds-muets en France, la première vraiment documentée et réelle par ses chiffres. Seulement il établit une égalité devant la surdi-mutité qui n'est pas appréciée de même par tous les gens compétents ; pour lui sans distinction de race il signale six sourds-muets par 10.000 habitants ; que nous soyons Normand, Gallo-Latin, Basque, Wallon, Gaulois, Celtique, de la plaine ou de la montagne, nous sommes tous égaux devant l'atteinte du mal, sauf cependant la race germanique qui compte dix sourds-muets pour 10.000 habitants.

Dans cette statistique, toujours en 1861, M. de Watteville assurait que sur 4.803 sourds-muets en âge de scolarité, 2.446, la moitié seulement, recevaient l'instruction dans 47 établissements consacrés à leur usage. Mais laissons la parole à M. Ad. Franck ; il nous expliquera lui-même la situation au début de son article de l'« Instruction des sourds-muets » paru dans la *Revue Européenne* de juillet 1861.

« Sous le rapport des méthodes, l'instruction des sourds-

« muets ne laisse pas moins à désirer. Chaque établis-
« sement considérable, à commencer par les deux institu-
« tions impériales de Paris et de Bordeaux, a la sienne
« qui diffère essentiellement de toutes les autres. Afin de
« remédier à cette situation, autant qu'il est en son pou-
« voir, le Ministre de l'Intérieur, qui a dans ses attributions
« les écoles de sourds-muets, a pris un parti auquel on ne
« peut trop applaudir parce qu'il appelle la science au
« service de la charité : il a soumis au jugement de l'Insti-
« tut celles de ces méthodes qui sollicitaient particulière-
« ment son approbation, en invoquant à la fois leurs
« principes et leurs services.

« Elles sont au nombre de trois : celle de Valade Gabel,
« directeur honoraire de l'Institution impériale de Bor-
« deaux : celle de l'abbé Loreau, directeur de l'Institution
« d'Orléans : celle de Rémi Valade, professeur à l'Insti-
« tution impériale de Paris. »

L'Institut créa une commission ; la commission chargea
M. Franck de visiter par lui-même les institutions, « où
des méthodes très diverses et des traditions différentes
sont suivies depuis longtemps.... »

M. Franck visita en France douze maisons, où douze
méthodes, si ce n'est plus, se partageaient l'enseignement
des sourds-muets. Il admira particulièrement celle de
Valade Gabel pratiquée à la maison de Bordeaux, mais il
fut formellement opposé à la méthode orale pure ; faire
parler les muets continuait à passer en France pour un
acte de charlatanisme.

En fait l'éducation du sourd-muet est hérissée de difficultés. Cependant elle n'est pas sans être rémunératrice ;
l'éducateur ne l'oublie pas et toutes fois qu'il le peut il le
garde auprès de lui dans un atelier ou dans un ouvroir.

Ceci est du reste pour le plus grand bien de la femme
sourde-muette dont la protection est aussi indispensable
que l'instruction.

Nous trouvons dans le rapport que Valade Gabel publia
en 1868 sur « les écoles de sourds-muets non subvention-
nées par l'État » des observations dont l'exactitude et la

justesse sont aussi de circonstance vingt ans et quarante ans plus tard qu'à l'heure même où elles furent con-
signées par sa perspicacité et sa logique.

« Les sourds-muets appartiennent pour la plupart à des
« familles pauvres. A ce titre, l'apprentissage d'une pro-
« fession manuelle est indispensable au plus grand nom-
« bre et c'est avec raison que l'administration exige que
« le temps consacré à l'instruction de ces infortunés soit
« partagé entre la classe et l'atelier.

« L'instruction professionnelle est naturellement en meil-
« leure voie dans les institutions affectées à l'éducation
« des jeunes filles que dans les institutions ouvertes aux
« jeunes garçons ; cela tient à ce que les conditions ne
« sont pas égales pour les uns et pour les autres : les
« jeunes filles trouvent partout le genre de travaux qui
« leur convient ; dès leur entrée dans un établissement,
« elles sont appliquées au tricot, au ravaudage, à la cou-
« ture sous la direction de leurs institutrices ; les garçons
« n'ayant pas, à l'âge de neuf ou dix ans, la force néces-
« saire au maniement des outils, ne commencent un
« apprentissage qu'au bout d'une ou deux années ; souvent
« ils n'ont à choisir qu'entre des professions pour les-
« quelles le goût ou l'aptitude leur fait défaut, car la néces-
« sité d'un outillage dispendieux, l'obligation de rétribuer
« des chefs d'atelier, ne permettent de faire enseigner
« qu'un nombre restreint de métiers. »

Valade Gabel préconise « la vie à la campagne, l'agri-
« culture, le jardinage, la menuiserie qui rend l'homme
« adroit et qui lui est utile en toutes circonstances » ; il
préfère Larnay, déjà célèbre, à tous les autres établissements pour les jeunes filles « parce qu'on applique à cer-
« tains travaux agricoles les filles nées à la campagne et
« destinées à y retourner ». Dans sa sollicitude il n'aime
pas la profession de dentelière qui fatigue la vue ; « et
« la conservation de la vue doit être pour ceux qui sont
« privés de l'ouïe l'objet d'une scrupuleuse attention ».

Cependant nous approchons du grand événement qui en
1880 révolutionna l'enseignement des sourds-muets en

France et qui, en 1879, eut pour précurseur, dans la maison de Bordeaux, la mise en pratique de la méthode « *orale pure* ».

Mère Angélique, supérieure et mère Augustine, professeur, sous la haute direction de M. Claveau, inspecteur général des établissements de bienfaisance et polyglotte distingué, avaient fait, accompagnées de M. Th. Denis, chef de bureau au Ministère de l'Intérieur, un voyage de documentation et d'étude, à travers la Suisse, l'Allemagne, la Hollande, et y avaient puisé les règles d'une instruction nouvelle. Cette première tentative officielle n'avait pas été sans faire beaucoup parler d'elle.

La presse, par l'énergie et la force de ses coups répétés sur l'enclume où elle forge les idées et les actes de la vie contemporaine, avait amené le grand public à s'occuper de cette question d'enseignement et de méthode toujours si complexe et si digne de la plus grande attention puisque l'avenir de toute une population malheureuse en dépend ; la critique ne pouvait ni conseiller de s'enfermer dans les signes ni blâmer l'abbé de l'Epée de ne pas avoir au premier coup tout prévu, tout choisi, tout mis en place.

J'imagine, du reste assez volontiers, que l'abbé de l'Épée n'a jamais tenu à aucune méthode ; pour son âme d'apôtre, le principal était d'intéresser l'humanité tout entière en faveur des malheureux infirmes. Les arracher à leur misère, propager et affirmer la certitude de leur intellectualité importait avant toute discussion technique. Un novateur, même en bienfaisance, est forcément un homme de synthèse, surtout quand sa tâche est multiple, il se fie à l'avenir ; la bonne graine étant semée, la moisson lèvera à son heure.

Si donc l'école française avait eu plus d'acuité dans le regard, elle eût vu par delà les monts et par delà les siècles que ce qui en Espagne avait immortalisé les noms de Ponce de Léon et de Bonnet, c'était d'avoir fait « *parler les muets* ». Moins loin d'eux, et tout proche de l'abbé de l'Épée, Rodrigue Pereire restreignant son effort à quelques infirmes avait lui aussi « *fait parler les muets* » ; il s'était fait comprendre d'eux par l'art subtil de la lecture sur les lèvres. Le registre vocal du sourd-muet existant, il s'agissait de l'utiliser et de le faire vibrer suivant les consonnances du pays dont il est et cette possibilité de s'exprimer ne devait pas lui être systématiquement refusée. C'est ce qu'avaient compris le Dr Itard, le baron de Gérando, Désiré Ordinaire, ce qu'avaient mis en pratique avec une organisation technique, didactique, phychologique admirable toute une pléïade d'Italiens, l'abbé Balestro de l'école de Côme, le père Assaroti de l'école de Gênes, Pendola de l'école de Sienne et enfin l'abbé Jules Tarra. Ce dernier ayant été nommé fort jeune directeur de l'école des sourds-muets de Milan et voulant justifier le choix du fondateur de cette école, le comte Paul Taverna, se mit à étudier « patiemment et sans parti pris les conditions et les besoins du sourd-muet » ; le résultat éclatant de son effort après vingt-cinq ans de professorat fut la gloire de présider dans la ville de Milan le congrès international de 1880 où la célébrité de sa méthode « *faisant parler les muets* » attira l'Europe et le monde entier.

L'administration centrale et l'instruction officielle y furent noblement représentées par M. Claveau inspecteur général des établissements de bienfaisance. M. Ad. Franck, membre de l'Institut, président du conseil d'administration de l'Institut de la rue Saint-Jacques, le directeur de la rue Saint-Jacques M. Peyron, M. Huriot, directeur de l'Institut de Bordeaux, mère Angélique, directrice de l'enseignement de ce même Institut, mère Augustine, professeur, M. Théophile Denis du ministère de l'Intérieur, etc., etc. Et dès cette époque la méthode « *orale pure* » fonctionna simultanément dans les deux maisons de l'Etat ; les professeurs des institutions privées vinrent y apprendre le nouvel enseignement. Le plus grand effort pour l'instruction du sourd-muet est donc réalisé dans notre pays depuis 1880, c'est-à-dire depuis vingt-trois ans.

Ce n'est pas à dire qu'il ne reste encore beaucoup de bonne besogne à accomplir pour la répartition de cet effort et de cette instruction. Ceci est l'affaire des générations à venir; elles y trouveront matière à un travail que l'alcoolisme et la bienfaisance rendront inépuisable.

Toutefois cette éducation coûte cher : « Le total des « fonds départementaux votés en 1887 pour l'entretien « des sourds-muets indigents dans les établissements d'ins- « truction s'élève à la somme de 847.701 francs; les « dépenses des trois institutions nationales, ressources « propres et subvention de l'Etat, sont de 734.517 francs « soit 1.582.519 francs. Mais pour évaluer exactement les « dépenses affectées à l'instruction des sourds-muets pau- « vres il conviendrait d'ajouter au total ci-dessus, le mon- « tant des subventions des communes, les sacrifices par- « fois considérables, consentis par un certain nombre « d'établissements, les ressources et associations de bien- « faisance, les secours de la charité privée et on atteindrait « presque un chiffre de deux millions. » (*Théophile Denis*).

Oui, cette éducation et cette instruction coûtent cher en argent, en patience, en dévouements multiples. Mais les moyens intellectuels du sourd-muet étant mieux clas- sés, la science du professeur n'étant plus un effort indivi- duel isolé, les traditions anciennes et les découvertes récentes augmentant à chaque génération, le temps et la patience accumulant les travaux comme en un faisceau et rendant les aptitudes du sourd-muet plus universellement connues, on peut penser que les résultats deviendront de jour en jour plus pratiques. L'important pour un infirme, libre de ses organes sauf de la parole, est d'être mis à même de gagner sa vie et de coûter le moins possible à la société. C'est respecter en lui la dignité humaine que de lui mettre entre les mains un bon outil. La culture et le développement intellectuels du sourd-muet pour la con- naissance d'un métier ne sont pas, je crois, indissoluble- ment liés avec l'art de la parole; cependant, à certains infirmes, l'étude de la langue et celle de la construction de la phrase parlée sont peut-être nécessaires pour assou- plir leurs cerveaux et les préparer à la gymnastique des idées et aux combinaisons de la vie sociale. Cet effort intellectuel de l'étude de la parole et de la langue n'offre

pas à tous les mêmes facilités : tel sourd-muet a des aptitudes pour parler et n'en a aucune pour lire sur les
lèvres, ou réciproquement, tel élève, travailleur assidu en
classe, a eu la mémoire rongée par la méningite ou les
convulsions et peine cruellement sans arriver à faire progresser son intellectualité ; le résultat de son travail ne
répond pas à l'effort de sa volonté et en cela, il n'échappe
pas à la loi générale, mais elle l'atteint plus irrémédiable-
ment que le reste de l'humanité, car il ne pourra modifier
son savoir au gré des événements et des surprises de la
vie ; l'orientation personnelle lui est interdite ; il faut que
son maître pendant la période scolaire en fasse un être
« *définitif* ».

Afin que son instruction lui demeurât de tous points
profitable, il faudrait dans la vie du sourd-muet une unité
réalisée déjà chez les aveugles de l'admirable maison
Braille et obtenue pour un certain nombre de sourdes-
muettes que gardent des ouvroirs annexés à leurs maisons
d'éducation : tel cet asile de Bordeaux indépendant de
l'Institut de l'Etat, bien que tenu par les religieuses de la
Charité de Nevers ; tels ceux de Larnay dirigé par des
sœurs de la Sagesse, de Bourg-la-Reine auquel se sont
dévouées les sœurs de Notre-Dame du Calvaire ; tel enfin
la maison du Bon Sauveur à Caen. Malheureusement les
places sont limitées, et les liens naturels devant être
respectés, dès qu'il reste une famille à peu près établie,
on lui rend en plein état de prospérité l'enfant devenue
adulte ; mais, dans ce cadre nouveau, la sourde-muette
dépaysée, isolée, court bien des risques ; sans guide, sans
compagne et livrée à elle-même, son existence est misé-
sérable, et encore heureusement pour elle, en ignore-t-elle
la précarité : un déménagement, une mort, une querelle,
bref, le moindre événement de l'existence ouvrière détruit
l'équilibre instable de sa vie, et la voilà exposée à tous
les hasards, cherchant une compagne d'infirmité pour se
réfugier auprès d'elle, pour partager son abri.

Cependant, avec l'éducation qu'on lui donne depuis ce
dernier quart de siècle, la sourde-muette est une force

ouvrière de valeur réelle : accoutumée depuis l'âge de huit ou dix ans à la *stabilité*, à l'*exactitude*, à l'*ordre*, silencieuse et attentive, elle travaille volontiers ; l'éducation de sa rétine lui sert merveilleusement pour conduire son ouvrage d'aplomb et minutieusement, s'il le faut ; elle est, par exemple, excellente pour les retouches de photographies.

Les « détails » sont un peu sa spécialité ; point distraite par l'oreille, son œil s'absorbe dans un travail dont elle apprécie avec joie la rémunération ; elle est attachée à sa besogne et reconnaissante à celui qui la lui confie ; peu prévoyante, sans grande connaissance de la valeur de l'argent, elle peut facilement être dupée ; enfin, et, pour nous résumer, « *elle aime à ce qu'on s'occupe d'elle* ».

Pourrait-on le lui reprocher à elle qui ne vit que sur un regard, sur un sourire, sur un geste affectueux et bienveillant ?

A M. Firmin Didot revient l'honneur d'avoir su le premier chez nous secourir la sourde-muette, en assimilant son travail à celui des ouvrières entendantes.

Il y a un peu plus de vingt ans que, passant par Bordeaux et visitant l'institution nationale, il s'intéressa aux élèves de cette maison ; de sa compassion pour des infirmes si éprouvées, de son admiration pour leurs éducateurs, naquit l'imprimerie du Mesnil. Les commencements furent laborieux : il s'agissait de faire comprendre aux nouvelles apprenties ce que l'on attendait d'elles ; les délicatesses du métier qu'on leur mettait entre les mains ne supportaient aucune erreur.

Un employé de M. Firmin Didot se passionna pour cette organisation, n'eut de repos qu'après avoir trouvé le procédé par lequel la sourde-muette *comprenait* sa besogne et l'exécutait heureusement. A l'heure actuelle les grands éditeurs sont absolument satisfaits de leurs vingt-huit ouvrières, chiffre définitif, que dirige avec une habileté toute professionnelle une sourde-muette ancienne apprentie de la maison et ancienne élève de Bordeaux. L'atelier du Mesnil nous prouve quels résultats l'on peut obtenir du

travail des sourdes-muettes quand elles sont bien dirigées ;
la composition des caractères cunéiformes est de nature
assez spéciale pour démontrer que les sourdes-muettes
sauraient vaincre, le cas échéant, d'autres difficultés de
l'industrie féminine.

A Boussieu, dans l'Isère, depuis quelques années, les
ateliers de la ville emploient de jeunes sourdes-muettes
pour la fabrication de la soie ; le règlement est, je crois,
plus compliqué que celui qui régit l'atelier typographique
de M. Firmin Didot. Au Mesnil les sourdes-muettes sont
payées comme des ouvrières normales, et défrayées de
tout souci de la vie matérielle pour la somme de vingt-
deux sous par jour : on est à la campagne ! Elles tra-
vaillent sans crainte du chômage, elles ont un congé qui
les rapproche de leur famille à des intervalles à peu près
réguliers ; elles mettent de l'argent à la Caisse d'épargne,
et, quand l'âge viendra, elles auront amassé le modeste
pécule qui doit assurer leur vieillesse ; des religieuses
veillent sur elles et les maintiennent dans une discipline
que bien peu ont échangée, jusqu'ici, contre celle du
mariage.

Les pouvoirs publics, l'initiative privée ont donc riva-
lisé de zèle pour donner aux sourds-muets l'instruction
la plus complète, eu égard à leurs aptitudes et l'éducation la plus favorable à leur commerce avec la société ;
mais l'écriture, le dessin, la parole, la lecture sur les
lèvres, la pratique d'un métier ne changeront point l'infirmité congénitale, irréparable qui fait la faiblesse, l'infériorité de leur vie tout entière et qui nécessite une
protection morale, une assistance permanente.

En 1900, au congrès de l'hygiène publique, et au
congrès des sourds-muets, les rapporteurs, résumant
les desiderata des personnes les plus compétentes, les
plus dévouées à la cause des sourds-muets, les sourds-
muets eux-mêmes, réunis en section, avec une insistance
et une appréhension de ne pas être entendus digne du
plus grand intérêt, ont constaté que la France, si héroïque
dans l'art de la charité, avait une lacune sur son livre

d'or et que l'assistance aux sourds-muets était à créer de toutes pièces.

Il y a bien des associations, des fédérations, des bulletins, des banquets, mais la main protectrice n'existe pas. La seule société de secours pour les sourds-muets, en fonction depuis 1851 et à laquelle le Dr Ladreit de la Charrière s'est dévoué pendant de nombreuses années ne peut songer à une assistance de quelque durée.

Sa bonne volonté se meut dans le cercle restreint d'un budget fort limité. Cependant il y a une population de 30.000 sourds-muets, population silencieuse et pathétique dans son mutisme.

Tout autre infortuné, si digne soit-il de compassion, ne perd pas contact avec son semblable ; toute autre misère a la plainte, la prière, l'appel ; partout on retrouve l'homme sinon dans son entière intégrité, du moins avec l'organe revendicateur de la parole ; pour tous reste le cri. Le muet seul demeure perdu derrière son impénétrable mur de cristal : il voit la vie et ne la pénètre pas.

Par quel mystère de perpétuelle disgrâce, son douloureux isolement, sa permanente solitude a-t-elle si peu captivé la pitié? Pourquoi la bienfaisante compassion ne s'est-elle pas inquiétée de cette détresse morale; pourquoi, parmi les nombreuses œuvres de l'humanité prévoyante, n'y en a-t-il aucune assurant du travail rémunérateur aux sourds-muets adultes, pourquoi aucune œuvre protectrice ne veille-t-elle sur le vieillard sourd-muet?

L'aveugle certes, est digne de toutes les sollicitudes et, sous des formes bien diverses, on s'ingénie à soulager son sort, depuis l'école Braille, ruche familiale de travail, jusqu'aux sœurs de Saint-Paul où l'âme de la jeune fille aveugle peut vivre tout son rêve religieux, sans omettre l'association Valentin Haüy si universellement bienfaisante et sympathique! Les enfants abandonnés, les orphelins, les vieillards, les scrofuleux, les paralytiques, les tuberculeux, les cancéreux ont leurs maisons, leurs bienfaiteurs et leurs dévouements.

Dans notre grand Paris chaque quartier a ses œuvres

de placement, ses œuvres de prévoyance et d'assistance, ses maisons de famille, ses maisons de retraite ; tous les malheurs ont un temple ; le sourd-muet et la sourde-muette sont oubliés, restent inconnus ; rien n'existe pour les défendre contre « *la Vie* » ; rien n'existe pour leur assurer du travail, pour les préserver du chômage, des mauvaises rencontres. Rien n'existe pour les recueillir dans la maladie et cependant bien souvent la porte de l'hôpital leur reste fermée ; rien n'existe pour la sécurité de leur vieillesse, rien n'existe pour réparer le perpétuel isolement de leur destinée tout entière. Ils sont seuls du berceau à la tombe ; seuls au travail, seuls au repas, seuls au logis, seuls ; ils sont seuls partout et toujours !

C'est à cette détresse physique et morale, si redoutée de l'humanité, parce qu'elle est contre nature, et qui pèse sur eux jusqu'à leur dernière heure, que nous souhaiterions de voir porter secours.

Tandis que l'aveugle peut à vingt ans être hospitalisé, le sourd-muet, sous prétexte qu'il a l'usage de ses bras et de ses jambes, ne le sera-t-il jamais?

Il n'y a pas de place dans les asiles pour le sourd-muet, silencieux et abandonné.

Que le silence de ces déshérités ne nous fasse pourtant pas oublier ce qu'ils attendent de nous ; s'ils n'ont aucune poésie, s'ils n'ont pas le charme des intelligences abstraites, leur silence doit nous paraître formidable et nous émouvoir plus sûrement qu'une plainte, si touchante soit-elle. Ne serions-nous charitables que par l'intermédiaire de nos sens, et, nos oreilles n'entendant nulle récrimination, notre cœur demeurera-t-il étranger au drame de leur vie?

Formulant à nouveau les vœux unanimes des Congressistes de 1900, nous adjurons le siècle nouveau de terminer l'œuvre si laborieusement commencée par le xviie et le xviiie siècle ; de donner du travail et de la protection à la jeunesse sourde-muette, aux adultes atteints de la même infirmité et d'assurer l'existence des plus âgés en les réunissant dans une maison *à eux, pour eux.* Leurs besoins n'étant pas tout à fait les mêmes que ceux des entendants, la société de leurs semblables leur est une consolation ; et, membres disgraciés de la famille humaine, ils ont droit eux aussi à la sollicitude, à l'appui secourable de l'Humanité.

Sophie BOISSON.

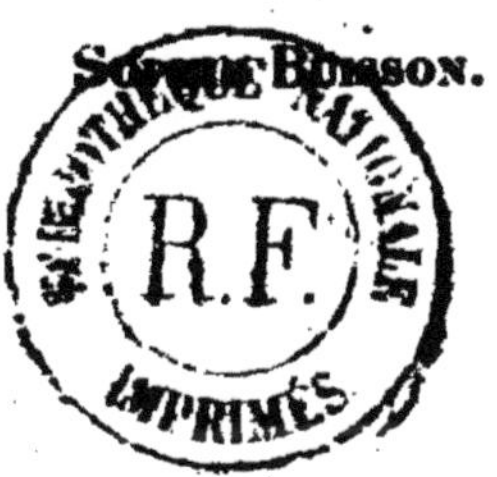

9 782016 166123